U0523110

紫图图书 出品

How To Love Yourself Journal

写下
爱自己
的每一天
爱自己实践手册

[美] 露易丝·海 (Louise Hay) ／著
李瑛 ／译

北京日报出版社

图书在版编目（CIP）数据

写下爱自己的每一天 : 爱自己实践手册 / (美) 露易丝·海著 ; 李瑛译. — 北京 : 北京日报出版社, 2025.8. — ISBN 978-7-5477-5266-1

Ⅰ. R395.6-49

中国国家版本馆CIP数据核字第20250MM968号

北京版权保护中心外国图书合同登记号：01-2025-3100

HOW TO LOVE YOURSELF JOURNAL
Copyright © 2023 by Hay House LLC
Originally published in 2023 by Hay House LLC

写下爱自己的每一天：爱自己实践手册

责任编辑	秦　姚
监　　制	黄　利　万　夏
营销支持	曹莉丽
特约编辑	曹莉丽　杨佳怡
版权支持	王福娇
装帧设计	紫图图书 ZITO
出版发行	北京日报出版社
地　　址	北京市东城区东单三条8-16号东方广场东配楼四层
邮　　编	100005
电　　话	发行部：(010) 65255876
	总编室：(010) 65252135
印　　刷	艺堂印刷（天津）有限公司
经　　销	各地新华书店
版　　次	2025年8月第1版
	2025年8月第1次印刷
开　　本	787毫米×1092毫米　1/32
印　　张	6.75
字　　数	97千字
定　　价	55.00元

版权所有，侵权必究，未经许可，不得转载

这本笔记的主人是

_____

序言

  露易丝·海始终坚信：爱自己，是生命所有课题的终极答案。她用毕生践行这一信念，不仅以自我疗愈完成生命的重塑，更将淬炼出的智慧凝成火炬，照亮千万人的觉醒之路。

  如今，这份爱的能量依然在海氏出版社的每部作品中流淌。我们怀着感恩之心，以全新的形式呈现她的智慧结晶。愿这些文字化作温暖的涟漪，唤醒你心底爱自己的能量。当这份能量在你生命中绽放，必将如星辰辉映，照亮周遭世界。如此，露易丝·海的精神火种将永远闪耀，持续温暖人间。

愿你在此感受到这份独特的爱与温暖！

——海氏出版社编辑部

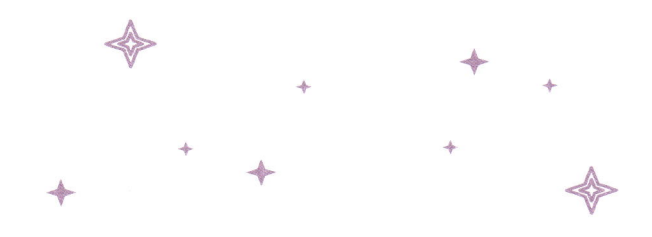

就在此刻，
我决定毫无保留地、
全心全意地爱自己。

每一个当下，都是全新的开始。而此刻，就是你的"能量点"——改变的起点。那些困扰你多年的阴霾，不论是积习、病痛、情感裂痕、经济困顿还是自我厌弃，都可以从此刻开始，悄然退去，归于虚无。你可以做到的！

你的思想，只属于你自己。你才是你内心世界里真正的力量与主宰。

**所以，从现在起，
你就可以开始学着爱自己。**

当我谈到爱自己时，并不是在谈论虚荣或傲慢。那些东西其实都源于内心的恐惧，而不是真正的爱自己。我所说的是发自内心的尊重与珍惜，是欣赏那个充满奇迹的自己。因为我们每一个人，本身就是了不起的存在——我们是生命的神圣表达，是宇宙的伟大呈现。我们只需要真正意识到这一点。当我们这么做时，就像和整个宇宙对上了频率，一切都会在生活中自然流动、顺畅发生。

在接下来的篇章中，我将与你分享一些我关于"如何真正爱自己"的体会和方法。当你真正理解这些理念，并愿意持续练习时，你就会惊喜地发现：你的人生正发生惊人的变化。

因此，让我们从现在开始，在这一刻，选择爱。

爱，是世界上最强大的治愈力量。

当你还是小婴儿时是多么地完美。小婴儿本身不需要做任何事情来变得完美，他们生来就是完美的化身，而且他们似乎也深知这一点。他们知道自己是世界的中心，毫不掩饰自己的需求，自由地表达自己的情绪。当一个婴儿生气时，全世界都知道；当他展露笑颜时，纯真的笑容能点亮整个房间。

他们拥有满满的爱。

婴儿如果得不到爱，就会面临生命危险。然而长大后的我们，似乎学会了在缺爱的环境中生存，但婴儿绝不放弃这份与生俱来的权利。他们甚至爱自己的每一寸身体，即便是排泄物也视若珍宝，他们拥有无与伦比的勇气。

我们每个人，曾经也都是那样的。直到开始聆听周遭被恐惧驯化的大人的话时，我们渐渐否认了自身的光芒。究竟是什么让曾经那个知道自己与生命本身都是完美的婴儿，一步步变成了如今这个觉得自己不够好、不值得被爱、有着各种问题的人呢？这正是我们在这段心灵探索之旅中要解开的谜题。

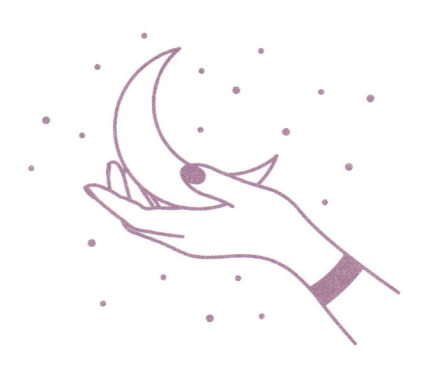

在接下来的探索中，你会发现许多练习。每一个练习都需要你用心去完成，慢慢去体会，才能从中获得最大的收获。这里没有时间表，也没有截止日期，你无须匆忙完成。请对自己温柔相待，试着轻声告诉自己：我享受放慢节奏的从容，让内心归于宁静。当我做到这一点时，无论做什么，都会成功。

本书中留有一些空白页面，方便你记录更多的想法。书中还提供了一些冥想练习，你可以先录下自己的声音，然后闭目聆听，全身心地沉浸在冥想中，体验它们带来的平静与放松。

最后，我鼓励你在整个过程中发挥你的创造力，让你的头脑、心灵和灵魂都参与其中，共同协作，为你带来改变。

当你合上这本书时，愿你能真切感受到自己被这个世界深深爱着，自己是多么重要。

记住，生命爱你……
而我，亦如此！

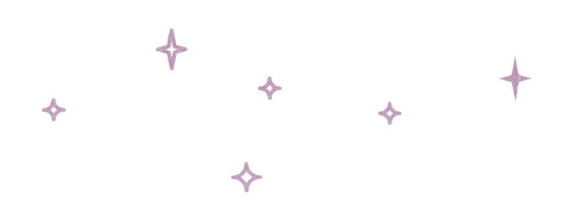

我清扫内心的尘埃，
为崭新而积极的想法
腾出空间。

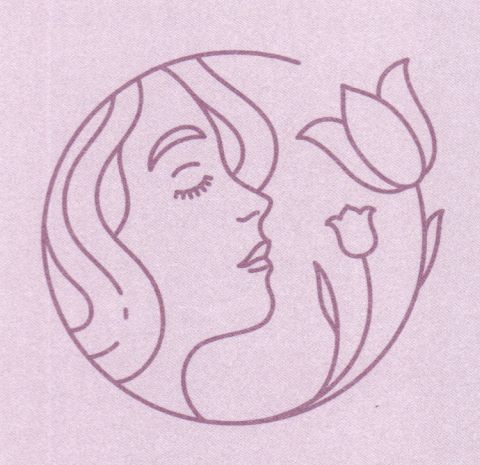

此刻，我们驻足回望那些长久以来影响我们的观念。

或许有些人会觉得这个过程很痛苦，但其实完全没必要。只有先看清楚我们内心到底装了什么，才能真正清理它。

想象你正在彻底打扫一个房间：你会拿起每件物品细细端详。有些物品你满怀爱意地擦一擦，它们便能重现光彩；有些物品需要修补翻新，你会在心里记下修缮计划；而有些物品早已失去价值，是时候说再见了。但你并不需要发火或生气才能打扫房间，对吧？

我们的"心灵空间"也是一样。只是因为一些观念已经不再适合我们，不代表你要因此感到愤怒或内疚。就像饭后顺手把餐盘里的残渣倒进垃圾桶那样自然，你也不会从昨天的垃圾桶里翻找出今天的晚餐。可很多时候，我们却习惯把过去的观念、根深蒂固的思维方式当作新一天的起点。

现在，请写下那些对你已经没有帮助，不能再滋养你，需要被摒弃的观念吧。

接下来，请写下你多年来从父母那里听到的所有限制性或负面的言论。他们是怎么谈论金钱的？是怎么谈论你的身体的？是怎么谈论爱情和亲密关系的？是怎么评价你的创造力和才华的？请尽可能详细地记录下所有你能回想起来的言论。

当你写完后，试着客观地审视这些内容，对自己说一句："原来这个观念就是从这里来的。"

现在，我们再深入挖掘。童年时期你还听到过哪些负面信息？可能来自亲戚、老师、朋友、权威人士，等等。再次请你尽可能地写下你记得的一切。在这个过程中，请留意身体产生的各种感受，是紧张、轻松或其他任何反应。

_____

_____

_____

_____

_____

_____

_____

_____

_____

_____

此刻写下的这些，是需要从你意识中清除的负面想法。正是这些根深蒂固的观念，让你始终觉得自己"不够好"。

　　请明白，我们来到这个世界，是为了突破我们自身的局限——无论它们是什么。我们的使命，是穿过他人评价的迷雾，重新发现自我内在的光芒，肯定自己的美好。

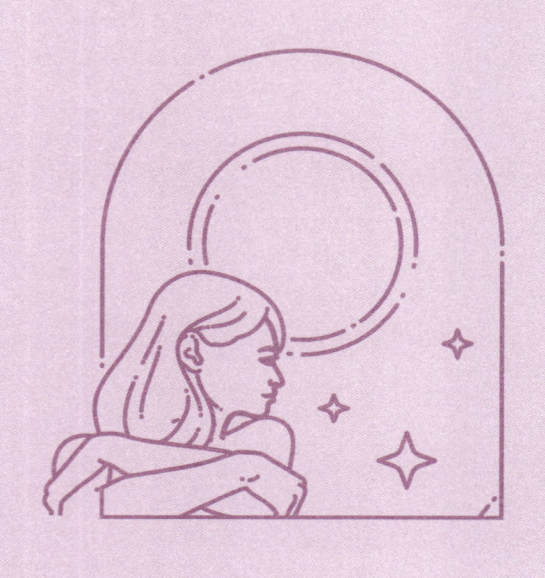

我爱护并珍惜我内心的孩子,

愉快地

将他守护在我生命的核心。

我们所有的思想和行为模式，几乎都是在三岁之前学来的。自那时起，我们的经验都是基于当下我们所接受和相信的关于自己以及关于生活的那些观念。小时候别人对待我们的方式，往往就是我们现在对待自己的方式。

我们每个人的内心都住着一个三岁的孩子，而我们常常在不知不觉中，对这个孩子进行指责、批评、苛责。然后又困惑：为什么我们的人生总是不如意？你还记得小时候被轻视、否定时的感受吗？如今，你内心的那个孩子也在默默承受着同样的痛苦。

我们无法在拒绝部分自我的同时又期待内心的和谐。真正的疗愈，是将自己碎裂的部分进行整合，并重新接纳，让自己变得完整、圆满。此刻的自我接纳与自我肯定，才是开启正向改变的关键。

**爱自己，就从"无论发生任何事情，
永远不再批评自己"开始。**

批评只会让我们困在想要改变却又无法改变的旧模式中。唯有理解与温柔，才能引导我们走出困局。你已经用批评的方式对待自己很多年了，效果如何呢？请你试着开始肯定自己，看看会收获怎样的惊喜。

请务必善待自己。从此刻开始，爱自己、肯定自己。你内在的孩子需要这样的呵护，唯有如此，他才能毫无保留地表达自己。是时候学习如何拥抱这个被你忽视已久的内心了，当完整的生命力量被唤醒时，你将会遇见全新的可能性。

找一张你小时候的照片。如果你自己没有，不妨问问家人请他们帮你找一找并发送给你。如果照片太小，请将它放大，这样你可以更清晰地看到儿时的自己。然后请静下心来仔细地、认真地看着这张照片。

如果你没有小时候的照片，请闭上眼睛，试着在脑海中勾勒出儿时的模样，再将它牢牢地记住。

你看到了什么？是喜悦、痛苦、忧伤、愤怒，还是恐惧？你愿意接纳这个孩子、爱这个孩子吗？你能和这个孩子产生共鸣吗？

请花一点儿时间，描述你内心深处的那个孩子。

接下来，请准备好蜡笔或彩色铅笔，用不常用的那只手（平时不写字的手）画一幅童年自画像。让笔触自然流淌，不必在意是否画得好，重要的是与内心的那个孩子重新相遇。

请描述你画的这幅画：它给你传达了什么信息？你用了哪些颜色来画这幅画？为什么选择这些颜色？画中的孩子在做什么？

静下心来,和你内心的孩子进行一场对话,请用心倾听。你可以问他以下问题,并写下你听到的答案:

你最喜欢做什么?

_____
_____
_____
_____
_____
_____
_____

你现在有什么样的感受?

_____
_____
_____
_____
_____
_____
_____

你需要什么?

我该怎么做,才能让你有安全感?

我做什么事会让你感到快乐?

当感到焦虑或害怕时，你可能已经忽略，甚至遗弃了你内心的孩子。但请记住，重新找回你内心的孩子永远为时不晚。试着写下几个能让你们一起共度欢乐时光的方法，最好是那些充满童趣的活动。比如，去海边奔跑、到游乐园玩耍、荡秋千、用蜡笔画画、阅读一本温暖人心的书、重温童年最爱的电影、爬树……想一想你小时候最喜欢做的事情。

不论事情多小、多简单，把你能想到的都写下来。

你还记得上次做这些事是什么时候吗？很多时候，我们内心的那个大人的声音会阻止我们快乐地玩耍，只因为觉得那些事不是大人应该做的。

**从现在开始，
你完全可以为自己重新创造快乐的童年回忆。**

请从现在开始，陪伴你内心的那个孩子，去爱他、支持他，尽你所能给予他爱与关怀。最重要的是，让他知道，无论发生什么，你永远都会在他身边守护着他。

现在,请放下笔记本,到户外去和你内心的孩子一起玩耍吧!尽情享受其中的乐趣!从前面列出的清单里挑选几件事来做,或者去做曾经让你感到快乐的小事。比如,跳进落叶堆里、从喷泉水柱下方跑过。去感受那份你失去已久,但随时都能重新找回的纯真快乐。

请写下你刚才做了什么事情,以及那一刻你的真实感受。

玩耍和享受快乐
真的很重要!
我要尽可能让自己放松,
好好享受人生。

转念之间,

生命已然焕发新生。

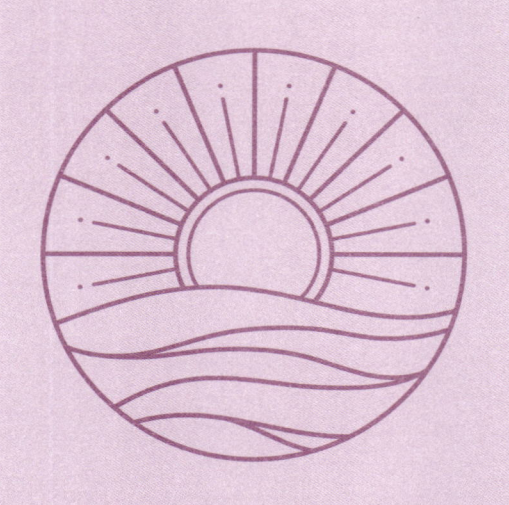

爱，是我所知道的最强大的"橡皮擦"。它能擦掉最深刻、最痛苦的记忆，爱的力量超越一切。请静心想一想：你希望经历痛苦还是快乐的一生？

选择权和改变的力量，
一直都掌握在你手中。

你的想法是一个工具，你可以按照自己想要的方式使用它，你现在的使用方式只是一种习惯。只要你愿意，习惯是可以改变的。

你蕴藏着惊人的力量与智慧，它们始终回应着你的每个念头和每一句话。当你学会有意识地思考，并运用这个方式控制想法时，就能与这份力量合而为一。

请记住，是你在运用想法，而非被想法控制。你可以随时打破过去的思维模式。

你的每一个想法，
都会打造出不一样的人生。

如果你认定"改变一个习惯或想法很困难"，这个念头就会让困难成真；如果你选择相信"改变对我来说轻而易举"，那么，这个新信念就会让转变自然发生。

当旧观念试图干扰，在你耳边低语"改变真的很难"时，请你重新掌控主导权，坚定地告诉自己："这只是一种想法，而想法是可以改变的。现在我选择相信，改变对我来说越来越容易。"你可能需要反复和自己进行这样的对话，直到它明白你才是自己思维的真正主导者，现在由你说了算。

当你脑海中浮现出负面想法，比如，"我还没有完成某件事，怎么能认可自己"或者"觉得这样做没什么用""我不够好"……无论这些想法有多顽固，这时就是你重新掌控自己想法的时候。不要赋予这些想法过多的意义，只需看清其本质，它们只是把你困在过去的一种方式。请温柔地对这些想法说：

谢谢你告诉我这些。

但我要放下你了，我选择肯定自己。

事实上，我希望你试着养成新习惯：反复对自己说"我肯定我自己"。每天重复数百遍，不必担心次数太多。要知道，当你焦虑时，负面想法是何止重复上百遍？

每天不停地默念"我肯定自己"，让这句话成为你的祝福语。

你会发现，一旦你开始说"我肯定自己"，你潜意识中那些反对的声音都会冒出来。比如"这太傻了""我说不出口""这不真实""这根本没用""不过是自我安慰罢了"……

让这些声音从你心里飘过，不要评判它们。这些只是在改变过程中必经的抵抗，除非你相信它们，否则它们无法左右你。

请记住，要不断告诉自己：

我肯定自己，我肯定自己，

我肯定自己。

无论发生什么事，无论别人对你说了什么、做了什么，你都要持续不断地在心里默念这句祝福语："我肯定自己。"

　　试着坚持几天，然后把你内心的变化、感受和体会写下来。

在学习的过程中犯错，是一件很正常的事。但我们当中有太多人被"完美主义"困住了——总想着一开始就要做到最好。只要前三分钟没能做到尽善尽美，就立刻否定自己，觉得"我不行""我不够好"，于是放弃尝试，不给自己真正学习的机会。

请记住，任何你想学会的事情，都需要时间，而且往往万事开头难。为了更清楚地体会这个道理，现在请你试着做一个简单的动作：双手自然交握，没有标准姿势，只需十指相扣。观察哪只手的拇指在上方，接着，松开手，再次握住，这一次，让另一只手的拇指在上面。是不是感到别扭甚至不适？

再换回第一次的方式，接着换回第二次的方式……来回几次后，停在那个"不熟悉"的握法姿势上。你会发现：好像也没那么别扭了，甚至还慢慢习惯了。也许，有一天这两种握法你都能很自然地做到。

请写下你刚刚的体验感受。

尝试新方法时，我们总会感到陌生并立刻评判，但稍加练习，它便会成为自然而然的习惯。我们无法在一天之内就学会完全爱自己，但可以每天多爱自己一点儿。如果每天多给予自己一点儿爱，两三个月后，便会发现我们在"爱自己"这门功课上已精进许多。

每个错误都是成长的垫脚石。

错误之所以珍贵，因为它是你人生的导师，所以不必因犯错而苛责自己。如果你愿意从中学习并成长，每个错误都将引领你更接近生命的圆满。

有些人困惑，为什么花了很长时间疗愈自己，并学着自我成长，仍然是问题不断。面对这种情况，我们要做的是持续强化认知，而非沮丧地举手投降，并抱怨"这有什么用"。请记住，学习新方法时，请给予自己温柔、善意与耐心。

耐心是最强大的修行。

多数人都困在"即刻满足"的期待里——渴望所有美好，且必须立刻拥有。我们对等待毫无耐心，妄想跳过必要的经历直接获得答案。但急躁本质上是对学习的抗拒。

把你的心灵想象成一座花园。最初，它只是布满荆棘的荒土，自我厌恶的野草丛生，绝望、愤怒与忧虑的顽石遍布，还有一棵名为"恐惧"的老树等待修剪。当你清理完这些障碍，土壤恢复肥沃后,便可撒下"喜悦"与"富足"的种子,或是栽种"希望"的幼苗。阳光倾洒其上,你以耐心浇灌,施与养料与悉心关照。最初它们的变化微小得几乎看不见。但请继续用心打理这座花园,你终会见证破土而出的嫩芽渐次舒展,直至繁花满园。

我们的心灵也是如此,你选择用什么样的想法来滋养它,决定了它最终会开出怎样的花。只要你耐心呵护,用心挑选、持续灌溉,这些积极的念头就会慢慢长成你想要的生活的模样。

你准备在自己的心灵花园里,种下哪些新的想法和信念呢?请写下来或者画出来。

_____

_____

_____

_____

_____

_____

_____

_____

我以爱意浇灌心灵花园，
拔除消极的杂草，
为积极的、正向的种子
留一片沃土，
让它们茁壮成长。

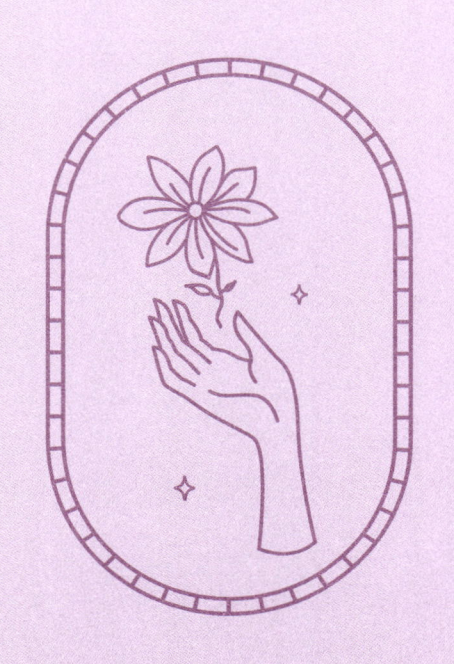

我将所有经历
都视为
学习与成长的契机。

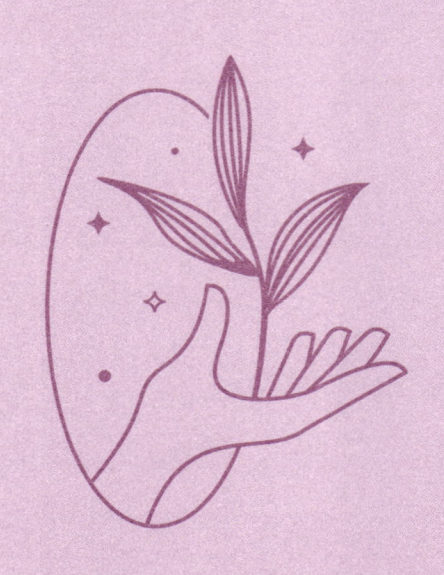

试想一株番茄苗，健康的植株能结出几十个番茄果实。但这一切都始于一颗渺小的种子。这颗种子看起来一点儿也不像番茄苗的形态，更没有番茄的味道。如果不是事先知道它是番茄种子，你甚至难以相信它能孕育出生机盎然的植株。但当你将这颗种子埋入沃土，悉心浇灌，任阳光抚慰，奇迹便开始酝酿。

当第一株嫩芽破土时，你不会踩踏它说"这根本不是番茄"，而是满心欢喜地惊叹："快看！它发芽了！"随后怀着喜悦见证它的成长。只要持续浇水、给予充足光照、及时清除杂草，假以时日，你终将收获满枝丰盈多汁的果实。而这一切，都源于那一颗微不足道的小种子。你为自己创造新体验的过程，亦是如此。

请记住，你所说的每一句话，
所想的每一个念头，都是一种肯定。

你所有的自我对话和内心独白，都是一连串肯定语。这些信息会深入潜意识，建立起习惯性的思维和行为模式。积极的肯定语如同治愈的种子，能培育出支撑你建立自信与自尊的思想之花，创造内心的平静与喜悦。

潜意识就是你播种的土壤，新的肯定语则是蕴含无限可能的种子。

你通过重复肯定语来浇灌它，让积极思想的阳光滋养它，并随时拔除冒出的消极杂草。当你看见第一株嫩芽破土时，不要急着否定它说"这还远远不够"，而要欢欣鼓舞地大喊："太棒了！它开始成长了！"然后见证它逐渐长成你希望的模样。

当你初次说肯定语时，或许会觉得它并不真实。但请记住，肯定语如同播撒种子，需要我们耐心等待种子生长的馈赠。当你不断重复肯定语时，要么你已经准备好放下那些不再需要的东西，这条肯定语就会自然而然地成为现实；要么它会为你开辟一条新的道路，引领你迈向成长的下一步。

请用现在时态表达你的肯定语，甚至可以把它编成一句歌谣反复哼唱，让它在脑海中不断回响。但要注意，你的肯定语无法左右他人的行为。你既不了解他人的人生课题，也无权干涉他们的生命进程。你也不愿被人如此对待。如果有人患病，你可以送上祝福，给予对方关爱，但无权要求他们即刻痊愈。

**我喜欢把做肯定语练习
想象成在"宇宙餐厅"下单。**

就像你去餐厅吃饭，点完餐后，你不会跟着服务员跑进厨房确认订单，或指挥厨师如何烹饪这道菜。你会放松下来，或跟朋友聊天儿，你相信你所点的菜肴会被好好准备，并在合适的时间端上来。同样地，当我们对宇宙餐厅下单时，宇宙那位伟大的厨师（我们内心更高层次的力量），正在为你准备。我们只需继续生活，确信一切正在被妥善安排。订单已生效，改变正在发生。

**最重要的一点是，
信任，然后放手。**

每当我结束肯定语或冥想时，通常会加上一句"事实就是如此"。这就像在说：亲爱的宇宙，现在我把这一切交给你了，我选择放手，安心等待结果。

现在就试试看吧。向宇宙餐厅下一个属于你自己的"订单"，记得在最后加上一句："事实就是如此。"然后，静静等待。等你有了新的收获或感受，回来把它记录下来。

最有力量的肯定语句，是你站在镜子前大声说出来的那些。镜子练习——深深凝视自己的双眼并重复肯定语，是我发现的最有效的自我疗愈方法。既能学会爱自己，又能将世界看作安全而充满爱的地方。

镜子会如实映照出你对自己的感受，让你立即觉察到自己哪里仍在抗拒，哪里已然敞开和顺畅。它会清楚地告诉你：你需要改变哪些想法，才能拥有快乐而充实的人生。

对于大多数人来说，一开始坐在镜子前直面自己，是一件很不容易的事。曾经，我自己也只能对着镜子挑剔地看着自己。回想起那些花了无数时间、努力让自己看起来"勉强过得去"的时光，现在觉得又好笑又心疼。

对多数人而言，最初静坐在镜子前直面自己并非易事。曾经，我照镜子只为批判在镜子中看到的自己，回想起曾耗费无数时间在镜子前试图"修正"自己，只求达到自己勉强接受的样子，如今只觉得好笑。那时的我，甚至害怕直视自己的眼睛。

这正是我们称为"镜子练习"的原因。

随着持续练习，自我批判会逐渐减少，练习会变成乐趣。很快，镜子会成为我们的伙伴，不再是敌人，而是一位亲密的朋友。

通过镜子练习，你会更加注意自己说的话和做的事情，也学会在更深层次上关爱自己。

当生活中有好事发生时，你可以对着镜子说："太棒了！谢谢你做到这一点！"而当遇到挫折时，你也可以站在镜子前说："没关系，我爱你。眼前的困境终会过去，而我爱你，我会永远爱你。"

镜子练习，
是你送给自己最温柔、最有爱的一份礼物。

只需花几秒钟，对着镜子说些诸如："嗨，孩子""你今天看起来不错""是不是觉得挺有趣的"之类的话。每天给自己一点儿正向的信息，真的非常重要。你越是利用镜子来夸奖自己、肯定自己、在困难时鼓励自己，你与自己的关系就会变得越紧密、越愉快。

在做镜子练习的时候，建议手边准备些纸巾，因为这个练习会唤起内心深处的情绪。事实是，我们对自己其实很不友善。当你开始重新学习爱自己时，就会意识到原来自己曾经背负了那么多不自爱的念头，这种觉察可能会带来些许悲伤。但请放心，那是在释放伤痛。所以，请允许自己去感受那些情绪，接纳它们，不要评判它们。

镜子练习的关键是，
学会爱自己，接纳自己。

镜子练习做得越多，就越容易。但请记住，这个过程需要时间。因此，我建议你把镜子练习变成一种日常习惯。早上起床的时候做一次，平时随身带一面小镜子，这样就能经常拿出来对自己说一句充满爱的肯定语。

每当经过镜子或者看到倒影时,也请悄悄地、默默地在心里重复那些积极的肯定语。

现在,让我们开始练习吧。

早上起来后的第一件事,就是取出随身的小镜子,或者走到镜子前。放松下来,深呼吸,看着镜子里的自己,凝视镜中自己的眼睛。现在,请你想象一下,自己正在和一个上幼儿园的小朋友说话,那个小朋友,就是童年的你。唤着自己的名字,对内心的孩子说:"'名字',我爱你。我真的很爱你。"

接着,再说一遍:"'名字',我爱你,我真的很爱你。"

再说两次:"我爱你,我真的很爱你;我爱你,我真的很爱你。"

你感觉如何?你可以如实地说:感觉有点儿别扭,甚至觉得

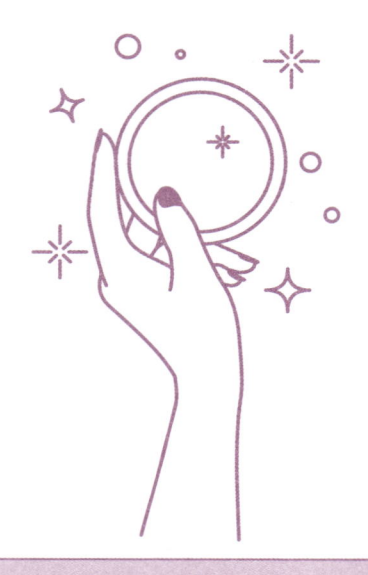

有点儿傻，或者你会发现很难开口。你也许会生气，甚至想哭。没关系，这些反应都是正常的。无条件爱自己是你以前从未尝试过的事。允许所有感受自然浮现，无论何种情绪，这都是美好的开始，而且你并不孤单。

请记住，我一直在你身边。

我也曾经历过这一切。

我知道，对自己说"我爱你"可能有些困难。但我也知道，你一定能做到。我为你的坚持感到骄傲。

如果你觉得说"我爱你"太难，那就从简单一点儿的表达开始吧。比如说："我愿意学着喜欢你""我正在学习爱你"。

当你难以对自己说"我爱你"时，往往是因为你在评判自己，还在不断重复那些过去的负面信息。请不要因为自己做出了错误的评判又再度责怪自己。放松下来，并承诺说出肯定语就好。请记住，你承诺的肯定是真实的。事实是，当我们停止评判自己时，我们确实是爱自己的。

在你第一次做完镜子练习后，记得把自己的感受和体会写下来。你是否感到愤怒？难过？不安？还是其他意想不到的情绪？

_____

_____

_____

几小时后，请再次写下你的观察和感受。在你持续正式或非正式地做镜子练习之后，你是否开始慢慢相信对自己说的话了？

请持续记录这一天中你的行为或观念发生的任何变化。这个练习是否变得容易了？还是经过多次尝试后依然觉得有些困难？

最后，在准备睡觉前，请写下你今天通过镜子练习学到的东西。

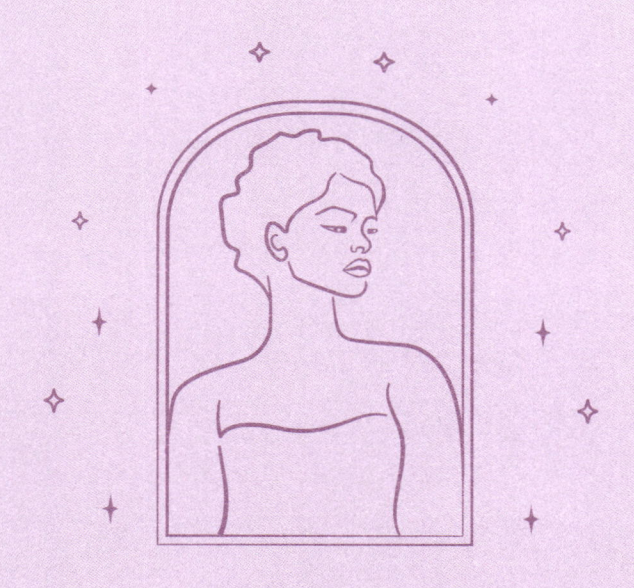

每当经过镜子前，
我都会趁机
凝视自己的眼睛，
轻声提醒自己：
"你正被深深爱着。"

我享受宁静
和独处的时光，
在静谧中聆听
自己内心智慧的回响。

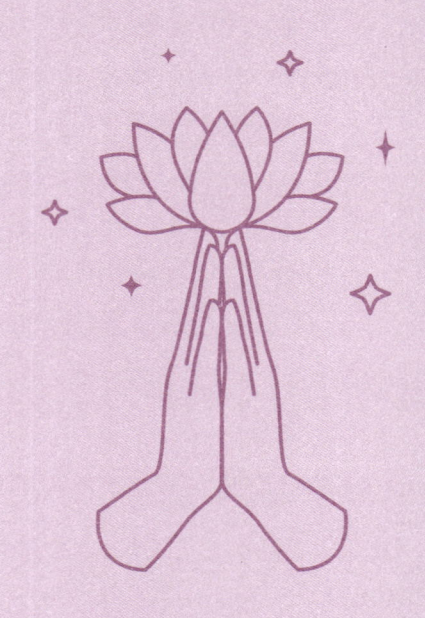

另一个非常有助于爱自己的方法是冥想。 如果你以前从未尝试过，不妨参考相关书籍或课程入门。无论以何种方式开始，都建议你静心聆听内心的声音。我通常只是安静地坐着，问自己："我需要知道什么？"如果答案来了，我就接受；如果暂时没有答案，我知道它会在以后显现。

冥想没有对错之分，默默地对自己重复诸如"爱"或"平静"等有意义的词语，然后，静静地聆听一会儿。

冥想没有正确或错误的方法。我们需要做的只是进入一种放松的状态，默念"爱""平静"等对你有意义的词语，或是重复"我爱自己""我原谅自己""我被原谅了"这样的句子，然后静候回响。

你可以在任何地方开始冥想，让它成为一种习惯。将冥想视为与更高力量的对话。

冥想会帮助你与真正的自己，以及内在的智慧相连。

你可以以任何你喜欢的方式进行冥想，有些人在慢跑或散步时进入冥想状态。再说一遍，不要因为方法不同而自责。比如，我喜欢在花园里松土培植，这对我来说就是一种很好的冥想方式。

就像生活中的其他事情一样，找到最适合你的冥想方法。你也许会随着时间的推移而改变冥想的方式，我相信你会的。但要记住，冥想只是让你与内在的指导力量建立联系的一种方式。虽然我们在日常生活中始终与这种指导保持联系，但当我们静坐并倾听时，更容易有意识地与它连接。

冥想：爱自己

想象自己被爱包围，看到自己快乐、健康、完整的样子。然后，想象你的生活是你理想中的样子，细节尽可能丰富。要知道，你值得拥有这一切。

让心中的爱意开始流动，先充盈你的身体，再向外扩散。想象你爱的人坐在你左右两边，让爱流向左边的人，送上温暖的祝福，用爱与支持围绕他们，祝愿他们一切顺利；再将爱引向右边的人，以治愈的能量、爱与平静的光围绕他们。直到整个空间形成一个巨大的爱的循环，感受这份爱在流转中不断倍增的过程，它流向外界，又以更丰盛的形式回到你身边。

爱是最强大的治愈力量。你可以将这份爱带入世界，默默地与你遇见的每一个人分享。

爱自己，爱他人，爱这颗星球。铭记我们本是一体。事实就是如此。

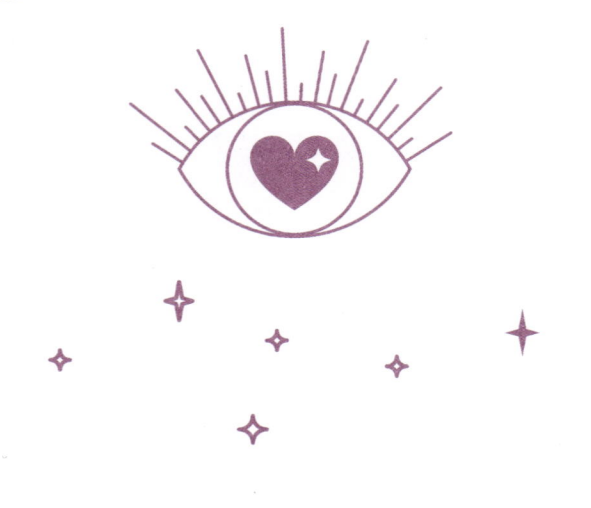

请写下你在冥想过程中的感悟与想到的事情。

视觉化想象同样至关重要，它能帮助你构建清晰、积极的画面，强化肯定语的力量。当我身患癌症时，我常想象清凉澄澈的水流经我的身体，带走那些不健康的细胞，而我的身体则变得愈发强健。我知道有些人喜欢想象与病变细胞作斗争的场景，但我始终不愿在体内发动战争。我更倾向于用阳光融化病变细胞，或是魔法师挥动魔杖将其转化的意象画面。当你使用视觉化想象时，请你找适合你的积极、振奋人心的画面。

每个人都有视觉化想象的能力，描述你的家、编织浪漫的幻想，或想象你会如何对待伤害自己的人，这些都是视觉化表现。

心灵的力量令人惊叹。

让我们以积极的方式使用视觉化想象来真正改善你正在做的事情。正如消极想象会恶化处境，积极想象则能让情况变得更好。

事实上，这正是打破消极想法的良方。现在就开始练习：选定一个充满爱的意象画面，它可以是日落、鲜花或美丽的风景，也可以是任何能唤起爱与能量的画面。每当消极想法浮现，不必强迫自己说"不，我不再想这个了"，你只需要把注意力集中在这个画面上。如果你坚持这么做，一定能打破那个消极的习惯。

建议：在网上或杂志中找到一张与你的视觉化想象能产生共鸣的图片。然后把这张图片放在你能经常看到的地方（比如手机壁纸、办公区域，或者放在这本书的某一页），让它提醒你进行视觉化练习。

我生命中的每一刻都是
崭新且充满活力的，
我用积极的想法
吸引世间所有的事物。

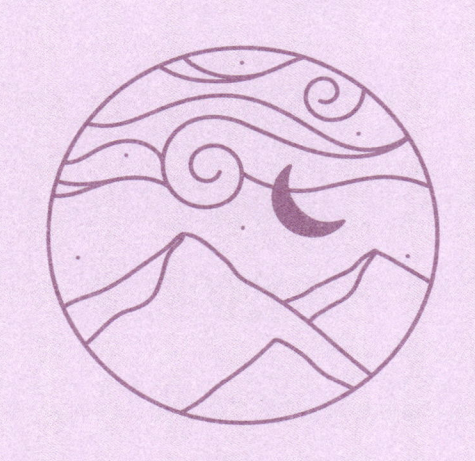

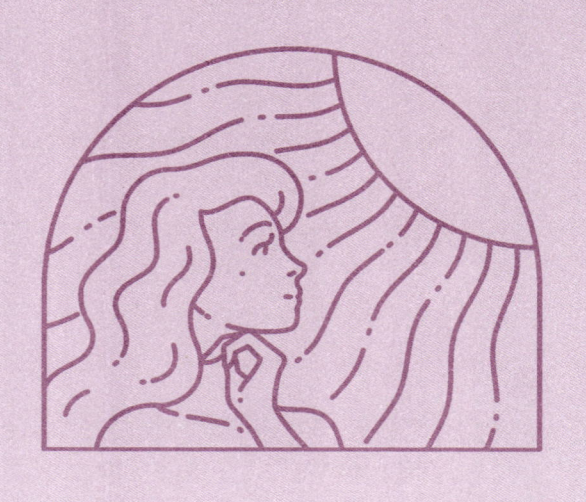

我以爱滋养身心，
并在我的周围创造一个
充满爱的氛围，
帮助我的身体和心灵
健康地生活。

让我们从几个具体的生活领域出发，看看爱自己能带来多大的变化。首先从健康开始。

当今社会给我们带来的巨大压力，让我们总觉得自己的身体不够完美：再瘦一点儿、再高一点儿、鼻子更挺一点儿、笑容更迷人一点儿……这样的例子不胜枚举，我们中很少有人能达到当下的美丽标准。

随着年龄的增长，我们的自卑感也越来越强烈。我们总是用各种方式将自己的内在与他人的外在进行比较。但我想告诉你的是，别拿自己的日常生活和别人的高光时刻作比较。这些内在的自卑感，永远无法通过衣服、化妆或其他表面上的东西所治愈的。我们可以通过肯定句将我们有意识和无意识的消极想法转化为爱自己的语言，比如，"我本来就很美，我喜欢我的样子"，这将帮助我们做出持久改变。

持续地爱自己与欣赏自己，对身心健康至关重要。不妨尝试：每天花五分钟用乳液按摩身体，对身体的各个部位表达爱，并感谢它为你服务。或者尝试古老的阿育吠陀医学方法，在洗澡前，用芝麻油从头到脚按摩身体，把爱送到你触碰的每个部位。

**任何被爱的事物
都会以最佳状态回应。
你现在为自己创造的爱，
将伴随你一生。**

正如我们曾学会自我厌恶，我们也能重新学会爱自己。这只需要一点儿意愿与练习。

把身体看作暂时居住的神奇房子。你一定会爱护自己的房子，对吧？那么，你也应该好好照顾你的身体，要注意你吃进身体的每样食物。

请记住，适合他人的未必适合你，每个人的身体是不同的，身体状况也有差异。我们不能说只有一种方法是有效的，你需要找到最适合你自己的方法。

照顾自己的身体是爱自己的表现。

随着你对营养的了解越来越深，你会开始注意到自己吃了某些食物后身体的反应。例如，如果你午餐后昏昏欲睡，显然是你吃的东西不适合你。

记录哪些食物能给你带来能量，然后多吃这些食物。记录哪些食物会让你感到精力不足，再把它们从饮食中移除。很快你就能分辨：哪些食物能带给你力量和活力，之后你会倾向于坚持吃这些食物。

你可以在下面记录你身体对食物的反应，或单独记录饮食日志。

_____

_____

_____

我倾听身体的信息，
并以爱与智慧守护它
创造完美的健康。

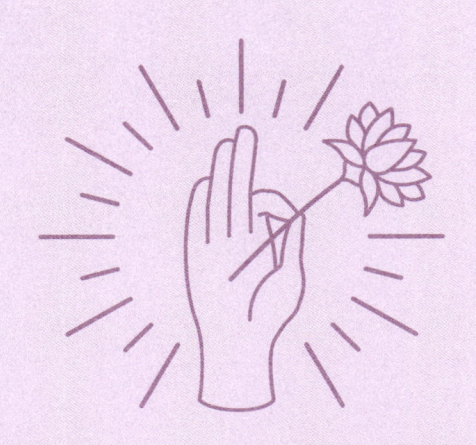

我以爱回应身体的需求，
恰如其分地给予它食物、
休息和运动。

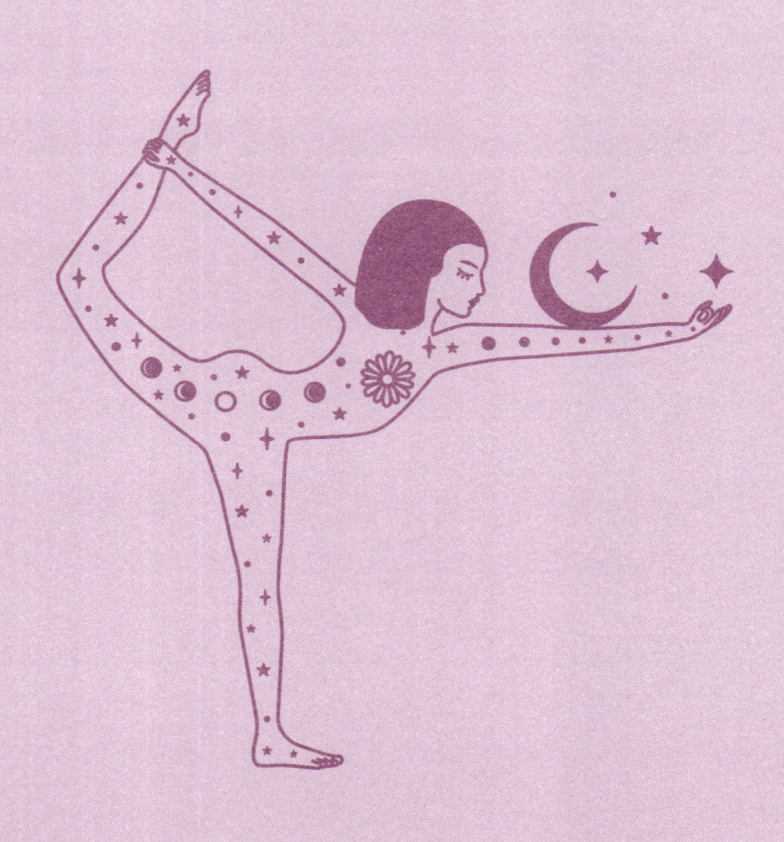

运动对身体非常有益。把运动作为优先事项，选择那些让你感到愉快的运动方式。无论是骑自行车、打网球、打排球、打高尔夫球、跳舞、游泳、快走、蹦床、跳绳，还是其他任何形式的运动，保持一定的活动量对维持健康至关重要。如果我们不进行任何运动，骨骼与肌肉便会渐渐痿弱，它们需要通过运动来保持强健。随着人们寿命的延长，我们希望在生命的最后一天依然充满活力，行动自如。

找到你喜欢的并且有趣的运动方式，培养对运动的积极心态。很多时候，身体上的障碍主要来自你从他人那里吸收的负面信息。将肯定语与运动结合，是重塑身体形象和健康观念的一种方式。

写下你喜欢的运动，或者是你想尝试的运动，以及你认为有益的肯定语。

如果你正准备开启一项运动计划，可以从晚饭后绕着小区散步开始。当你的耐力逐渐提高时，可以加快步频、延长距离，直到能够以较快的速度走完 1.6 千米或更远。当你开始以这种方式照顾自己时，你会对自己身体和精神的变化感到惊讶。我最爱的"1 分钟"运动是原地跳跃 100 次。这既快速又简单，而且令人神清气爽。

　　在你尝试了适合自己身体的运动后，请记录下你的成果。

记住，你为自己做的每一件事都是爱自己或自我伤害的行为。运动是爱自己的行为，而爱自己是成功的关键因素，几乎适用于生活的各个方面。事实上，我相信善待自己身体的最好方法就是记住爱它。经常照照镜子，告诉自己你有多特别。每次与镜中的自己相遇时，都给自己送上一句积极的肯定语。

好好爱自己就好。不要等到变瘦、锻炼出肌肉、降低胆固醇或降低体脂率时才爱自己。现在就行动吧。

因为你值得那些很好的感受，
你是一个很棒的人！

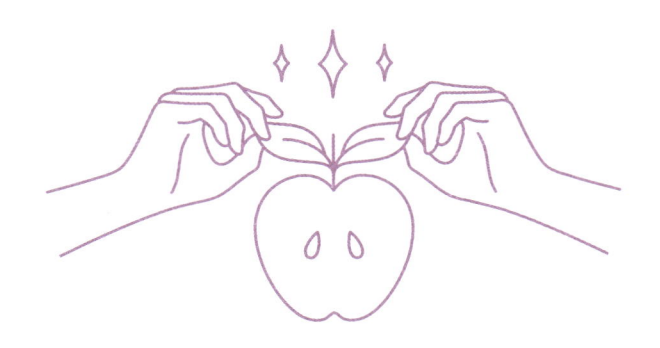

以下是我喜欢的关于健康的肯定语，或许对你有帮助：

我接纳、爱着并感恩这具奇妙的身体。
我拥有良好的健康。

我尊重并善待我的身体，
我爱身体的每一个细胞。

我爱我的身体，并精心照顾它。
我健康、美丽、充满活力。

随着年龄增长，我感觉自己越来越棒。
我能与身体和平共处。

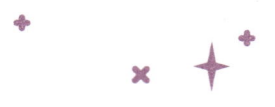

试着在这里写下属于你自己的健康肯定语。

你还能想到其他方法来爱自己的身体吗？请用你喜欢的任何方式，写下来、画出来，也可以做成拼图，或用其他的创意素材来呈现。

我选择悦纳自己，
我值得拥有自己的爱。

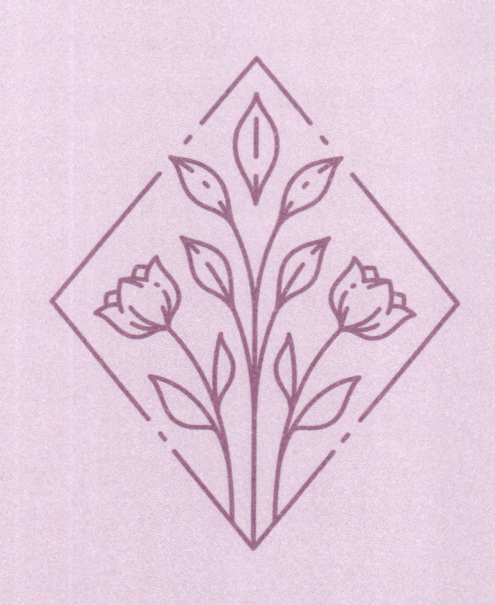

现在让我们将目光转向人际关系，包括恋爱关系、家庭关系和友谊。如果你想修复一段破裂的关系，或释怀过往，或寻找新的爱情，我希望你现在就看着镜子里的自己。你看到那位美丽又充满爱的人正在看着你吗？那是你最重要的人——你自己！

在你考虑建立任何关系之前，首先需要关注的是你和自己的关系。如果你都不愿意与自己相处，别人又怎么会渴望与你相伴？当你学会爱自己，你的其他人际关系也会跟着改善。一个快乐的人，永远散发着吸引力。

如果你渴望更多的爱，
那么你需要更加爱自己，
就这么简单。

意思是，请你停止批判、抱怨、指责与发牢骚，不要选择做孤单的人。它意味着在当下对自己感到非常满意，用各种方式来支持自己，并选择那些让你感到快乐的想法。

如果我们无法给予自己想要的爱，那么我们永远无法在外部世界找到它。不要浪费时间去渴望那些现在不属于生活中的东西。从给自己温柔和关爱开始做起，让你的身体和心灵去体验爱是什么样的感觉。

如果你期待由别人来"修复"你的人生，那你就是在为失败埋下伏笔。在进入一段关系之前，你要先学会真正地喜欢自己。这样，你就不会在外面寻求那些只能在内心找到的东西。

同样地，如果你跟某个不爱自己的人往来，那么你永远无法取悦对方。你永远无法让一个缺乏安全感、意志消沉、自我厌恶，或心怀怨恨的人认为你"足够好"。

很多时候，我们总是试图成为完美的伴侣、子女或朋友，因为对方不知道如何去爱自己，而不懂得如何接纳我们的爱，最终导致我们筋疲力尽。

我们所吸引的人、事物，
总是反映出我们自身拥有的特质，
或者我们对自己和人际关系秉持的信念。

别人如何对待我们，不过是他们对生命认知的投射。我们必须明白，生命一直都是无条件地爱着我们的。

我们都需要非常清楚地认识到，生活中的爱始于我们自己。

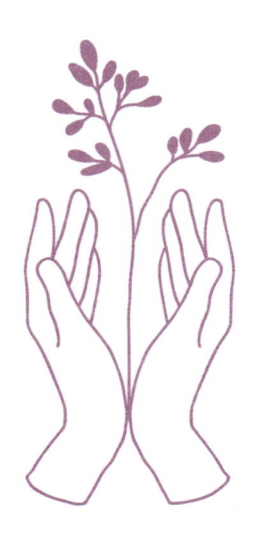

然而，许多人却困扰于对人际关系的具体期望，认为没有理想伴侣、朋友圈或完美家庭，就无法过圆满的人生。

放下这种执念或许令人恐惧，但我们要做的正是面对自己的恐惧，并尝试去克服它。

请把让你感到恐惧的事情写下来。

接下来，仔细审视这些恐惧，你不必与它们对抗，那只会赋予它们力量。相反，我们要做的是消除它们。

想象让你恐惧的那些事情，然后将它们扔进水流中，看到它们在水中溶解、消散。接着将每个恐惧转化为正向的肯定语。你可以把"我害怕没有人会爱我"转变成"我是独一无二的存在，我深深地爱着我自己"。

请把这些新的肯定语写在下方。

如果你有一段非常想要结束的关系，可以使用下面充满爱的万能祝福工具。

请说出肯定语："我用爱祝福你，并把你放下。你自由了，我也自由了。"请经常重复说这句话，让这句话成为你每日的心灵练习。

然后明确你在一段关系中想要得到什么。在下面列出一份详细的清单。

在此期间，请继续努力地去爱自己。你可以使用以下的肯定句："我现在知道自己有多么美好。我选择爱自己和喜欢自己。"同时，也要全心全意地去爱和接纳他人，无论他们是什么样子。

当你从内心开始改变和成长，你会发现有两种可能会自动发生：一种是，那个人真的出现了，而他正是你所希望的那个样子；另一种是，那些不对的人都会远离我。如果他们真的离开了你的人生，这种转变将会更加顺利。

先妥善梳理并结束旧的恋情，对于你投入一段新的恋情至关重要。如果你总是把旧爱挂在嘴边或放在心上，代表你还没有完全放下旧爱，无法毫无牵挂地迎接新的恋情。有时，我们会将昔日的爱情神化，以保护自己在当下不受到伤害。

在你清除感情路上的障碍时，请练习成为你自己的爱人。向自己展示你是多么特别，你可以宠爱自己、买花送给自己，让身边充满你喜欢的色彩、质感、香气。用你希望的伴侣对待你的方式，去爱自己，对自己展现温柔、体贴，善待自己。

　　想一想，什么事能让你感到被珍惜和宠爱，你可以做哪些事情来善待自己，把它们写下来。

接下来，从清单中选出几件你能立即做到的事情，给自己一些应得的赞赏。写下你完成这些事后是什么感受。

记住，生活总是会反映出我们内心的感受。

**当你内心的爱意不断增长，
那个适合你的人就会像磁铁一样被吸引到你身边。**

最重要的是，你不必为了和那个人在一起而放弃与自己的亲密关系。

我乐于与志同道合的人
建立健康、亲密的关系。
我深信生命自会安排，
在最恰当的时机让我们相遇。

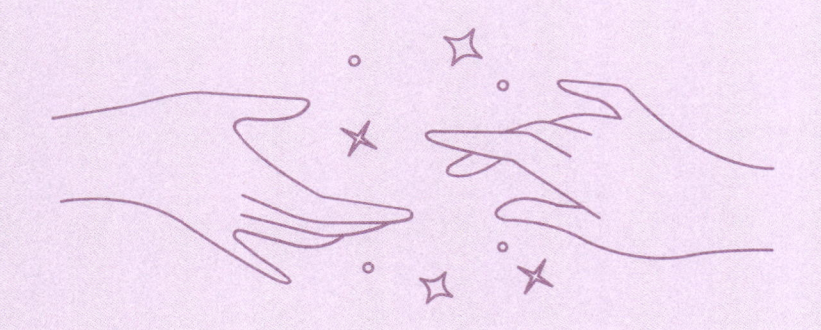

我只接受健康的关系。

我值得被善待。

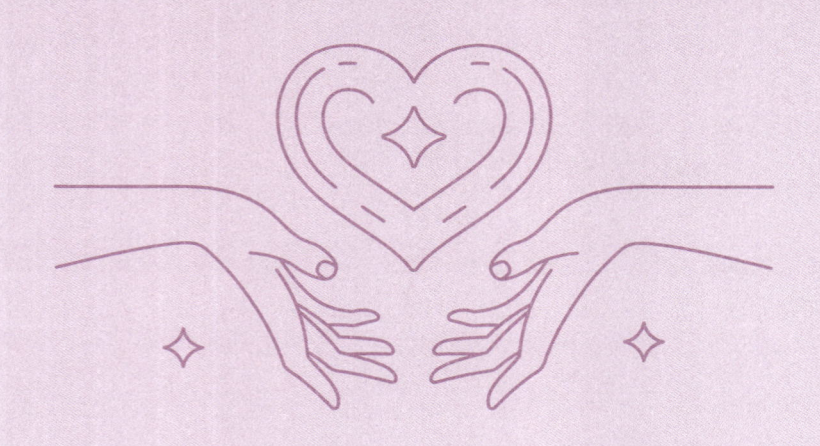

为自己设立人际边界，是为自己做的最有爱的一件事。学习说"不"一开始可能会很困难，因为别人已经习惯了你总是说"是"。当你第一次说"不"时，他们可能会生气，这是你可以预料到的反应。任何人在学习说"不"时都必须忍受别人对你生气的一段时间。

记住，他们的气愤与你无关，那是他们自己的事。如果别人感到不满，他们真正想表达的是，你没有做他们希望你去做的事，仅此而已。记住，你是在对自己说"是"，同时也在消除内心的怨恨。

当你说"不"时，请不要解释理由，因为你一旦说出理由，对方就有办法反驳你。只需简单地说"不""抱歉，我做不到""抱歉，我不再做那个了"。任何简短明确地传达"否定"信息的说法都可以。请在下面写几个类似的句子。

请对自己说:"当我对你说'不'时,我是在对自己说'是'。"重复这句充满力量的话,它会让你感到愉快。当你对别人说了三次"不"之后,他们就不会再要求你了。因为他们会意识到你已经变成另一个人了。你正在由内而外地发生改变。

以下是我喜欢的关于人际关系的肯定语，或许对你有帮助。

**我总是拥有美好、和谐的人际关系，
我只吸引积极和内心充满爱的人来到我身边。**

**持久和充满爱的关系，
照亮了我的人生。**

**现在我放下一切对我毫无裨益的事物，
物品、想法、习惯、人际关系。**

**爱无所不在，
喜悦充满了我的整个世界。**

请试着写下属于你自己的人际关系肯定语。

你还能想到其他方法来帮助自己在人际关系中向自己表达爱意吗？请用你喜欢的任何方式，写下来、画出来，也可以做成拼图，或用其他的创意素材来呈现。

财富

是滋养心智的能量。

我允许前所未见的富足

流入我的生命。

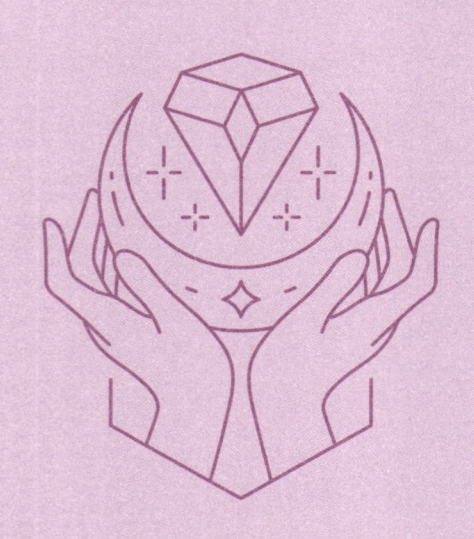

现在让我们来思考一下财务问题。你的富足意识并不取决于金钱，但是金钱的流动则取决于你的富足意识。当你能设想自己拥有更多时，更多的资源就会来到你的生命中。如果你正在面临金钱问题，最好的方法就是培养富足的思维。

多年来，我一直使用两个富足肯定语，它们对我非常有帮助，相信你也能从中受益。这两个肯定语是：

我的收入不断增加。

无论我走到哪里都会成功。

我还喜欢这种可视化练习：想象你站在海边，远眺浩瀚的海洋。这片海洋象征着我们每个人都可以取用的丰富资源。低头看看你手中拿的是什么容器，是勺子、纸杯、玻璃杯、水壶、水桶、盆，还是一条连接着这片海洋的管道？

环顾四周你会发现，无论有多少人、无论他们拿着什么容器，这片海洋的丰富资源都足够所有人分享。你无法掠夺他人的资源，他人也无法掠夺你的资源。而且，这片海洋永不枯竭。你的容器就是你的意识，而你可以随时换一个更大的容器。

经常做这个练习，让无限丰盈的感觉在你心中扩展。

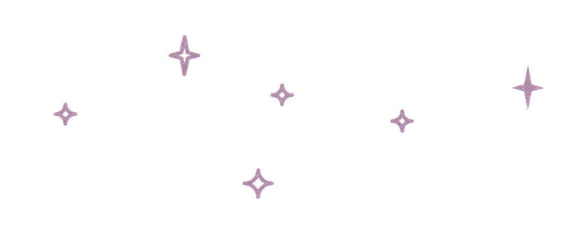

当你允许宇宙的富足流经你的生命体验时，就能收获你渴望的东西。只需要一些练习，就能实现这一点。

镜子练习是另一种强大的工具，可以帮助你将更多的资源引入生命中。现在我们就用它来检查你关于金钱的观念。

凝视镜子中自己的眼睛，说："我对金钱最大的恐惧是_____（填入你的恐惧）。"写下你的答案，以及你为什么会有这种感觉。

接下来，回想一下你小时候学到的关于金钱的观念。你家里是如何管理财务的？而你现在又是如何运用金钱的？你是否发现了一些规律？

现在请你用写日记的方式，帮助自己转变财富思维。写下如果你拥有一直渴望的一切，会是怎样的情况。首先，你想拥有的是什么？如果你拥有这些东西，你的生活会有什么样的变化？你会做些什么？你会去哪里旅行？请好好感受，享受这个过程。尽情发挥创意并乐在其中。

当你觉察到那些阻碍金钱与富足流动的观念时，请继续通过镜子练习来改变这些观念，创造崭新且富足的思维。

宇宙热爱给予，而人类往往难以接纳。唯有扩展意识，接受我们可以富足、值得拥有富足、能够富足的观念时，才能打破匮乏的局面，允许宇宙的给予流入生命，也才能真正接纳宇宙的馈赠。

我们必须停止对金钱的担忧，
也要停止对账单心生厌恶。

很多人把账单看作一种惩罚，对其避之不及。如果你带着怨恨去支付账单，金钱就很难回到你身边。如果你带着爱和喜悦去支付，你就打开了金钱与富足流动的通道。把你的金钱当作朋友，而不是把它揉成一团塞进口袋。

账单是我们支付能力的证明。债权人认为我们足够富裕，于是预先为我们提供服务或商品。让我们以爱祝福每一张属于我们的账单，感谢这些公司信任我们会如期付款。

每次使用电话时，我也会用爱祝福电话，并常常肯定它只会带给我富足和爱的信息。我对我的信箱也是如此，每天它都满载金钱与各方来信：朋友的问候、客户的邀约、远方读者的心声。我祝福门铃与大门，因为我知道，只有好事才能进入我的家。

我期待我的生活充满美好和快乐，
事实也是如此。

你能想象自己这样做吗？说说为什么能，又为什么不能。

你的安全感不依赖于你的工作、银行存款、投资理财所得，或者你的配偶和父母。而是应该来自你与创造万物的宇宙力量相连的能力。因此，我始终相信：此刻在我体内呼吸的生命之力，与供给万物生长的宇宙能量本是一体。正如呼吸般自然，这力量会轻松满足我的一切需求。宇宙是如此慷慨和富足，享用万物的滋养是我们与生俱来的权利。除非，我们选择相信匮乏。

我每天会坐着张开双臂至少一次，然后说："我把心扉打开，乐于接受宇宙中的一切美好与富足。"这会让我感受到能量的扩张。

宇宙只会给予我意识中的东西，而我永远可以在意识中创造出更多的东西。宇宙就是一家银行，我通过提高对自己创造能力的觉知力来进行"精神存款"。冥想和肯定语就是"精神存款"，让我们养成每天进行存款的习惯。

试着将心态调整为"乐于接受"状态。

在接下来的一个月里，每天张开双臂，说一遍："我把心扉打开，乐于接受宇宙中的一切美好与富足。"并且带着爱去支付账单。请试着这样做，并记录这段时间发生了什么变化。

我放下对金钱的所有抗拒，
让它愉快地流入我的生活。
来自四面八方的每一个人，
都为我带来好事。

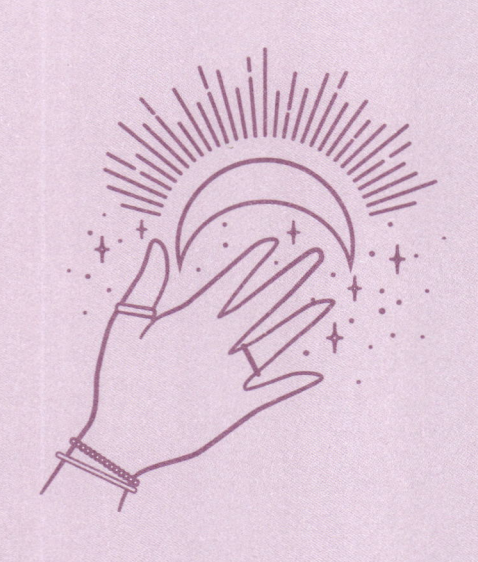

我的财务状况反映出：
我已不再为钱担忧，
财源滚滚而来！

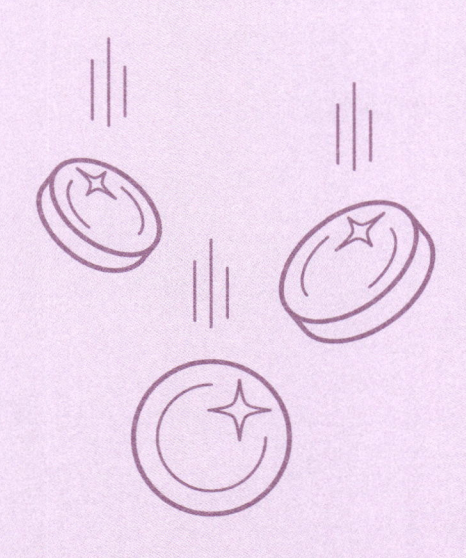

金钱不必成为你生活中的严肃话题。换个角度来看，金钱只是一种交易工具，仅此而已。然而，许多人对金钱这个话题感到恐惧，因为它让我们感到不安。

如果你观察你所在的社区，可能会发现有非营利组织提供免费的金融知识课程，或者收费极低的课程。多数大学也提供夜间或周末的继续教育课程，帮助普通人更好地理财和投资。我强烈建议你利用这类课程学习金融知识，因为这是展现爱自己的一种绝佳方式。

当你学会负责任地对待金钱时也要记住，你也要能够享受金钱。你所赚取的一部分可以用来纯粹地享乐，也就是可以用金钱来获得快乐。你允许自己用金钱来获得快乐吗？上周，你是否有愉快地使用金钱？如果没有，是哪些旧观念在阻止你呢？请试着写下来，好好进行探讨。

_____

_____

_____

_____

_____

_____

以下是我喜欢的富足肯定语，或许对你有帮助。

我是吸引财富的磁铁。
各种形式的富足都被吸引到我身边。

我向无处不在的无限富足敞开心扉。

吸引力法则只会将好事带入我的生命。
我从匮乏的思维转变为富足的思维，
我的财务状况也反映了这一变化。

生命以极大的丰盈供给我一切所需。
我信任生命。

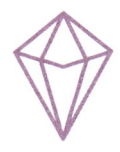

请试着写下属于你自己的肯定语。

你还能想到其他方法来帮助自己在金钱和富足方面感受到爱吗？请用你喜欢的任何方式，写下来、画出来，也可以做成拼图，或用其他的创意素材来呈现。

合作是生命的一部分，
通过与他人合作，
我学到了很多。

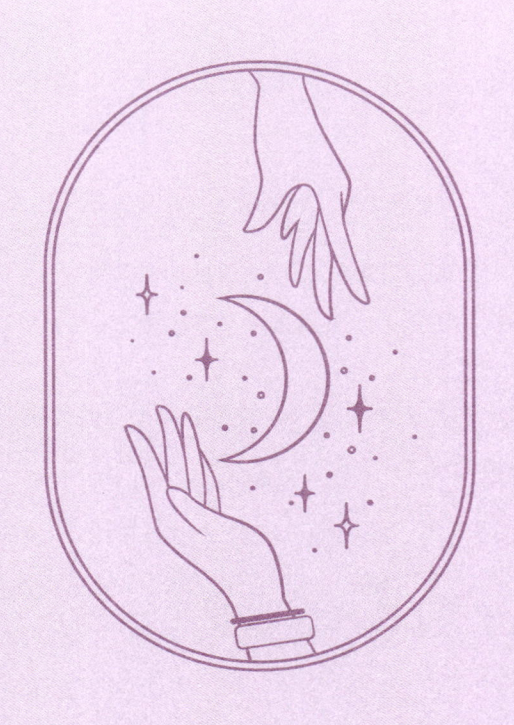

现在让我们将焦点转向人生的目标。有的人，人生的目标就是他们的事业；有的人，是做志愿者、照顾他人，或通过创作表达自我。你每天都在做哪些事呢？

你的选择是否为你创造充实、快乐、幸福美满且与人生目标一致的人生？

每当有人问我的人生目标是什么时，我会告诉他们，我的工作就是我的目标。爱你每天所做的事，包括工作，这非常重要。如果你厌恶当前的处境，这种厌恶的情绪会一直跟随着你。比如你换了一份新工作，但很快你会发现自己也同样厌恶这份新工作。如果你生活在不满的世界里，无论去到哪里，你都不会满意。

你必须从现在开始改变你的意识，才能看见人生开花结果。

接下来，在你生命中出现的新机会就都会是好事。你将会感激和享受这些美好。

如果你讨厌当前的处境，请说这句肯定语："看见自己非常成功，并与生命和谐相处。我心怀感激，并感到喜悦。"通过不断地肯定自己，你就能为自己创造一条新的个人法则。宇宙必将以同样的方式回应你。如果你允许，生命总会选择最合适的方式，将好事送来给你。

如果你从小就相信"必须努力工作"才能谋生，那么现在是时候放下这个信念了。你可以说这句肯定语："我拥有自己独特的才华和能力，生命欣赏我。"或者试着这样说："我值得拥有最好的，我现在就接受这一点。我的所有需求和愿望在我开口之前就得到了满足。"不断重复这句肯定语，直到你的意识发生改变。做你喜欢的事，爱你所做的事，金钱自然就会来。

请相信，你拥有享受赚钱的权利。

你对生命的责任，在于参与愉快的活动。当你有办法做自己喜欢的事，生命将指引你走向富足。这种活动几乎总是充满乐趣和欢乐。我们的内心指引永远不会给我们"应该"的东西。我们的内心指引，从不会对我们说"你应该做什么"。

生命的本质
以玩乐为目的！

当工作变成玩乐时，它会变得有趣且能带来回馈。对工作的负面态度会在身体中产生毒素。

你的想法可以为自己创造出完美的环境。不要被"找工作难"或"只有恶劣的环境，才能给你带来财务上的安全感"这样的观念所束缚。也许这种情况对别人来说是事实，但对你来说不必如此。你清晰的意识将为你打开一条合适的道路。

很多人对恐惧深信不疑。一旦经济发生动荡，大多数人立刻就会陷入负面想法，不断谈论、担忧，沉浸其中。请记住，你所专注和接受的观念，会成为你生活中的现实。

当你听到经济的负面趋势时，请立刻说这句肯定语："对于某些人来说也许是真的，但对我来说并非如此。无论我身处何地，无论发生什么，我都会顺利且成功。"

你脑中的想法和所说的话，
会创造出你未来的经历。

在接下来的一周时间里，听一听自己是如何谈论人生目标、金钱、工作、事业、经济、储蓄和退休的。要特别留意每次你想到或说到"应该"做某事，或者认为事情"无法"改变时，你的感受及最后事态的发展状况。把这个练习的结果写下来。

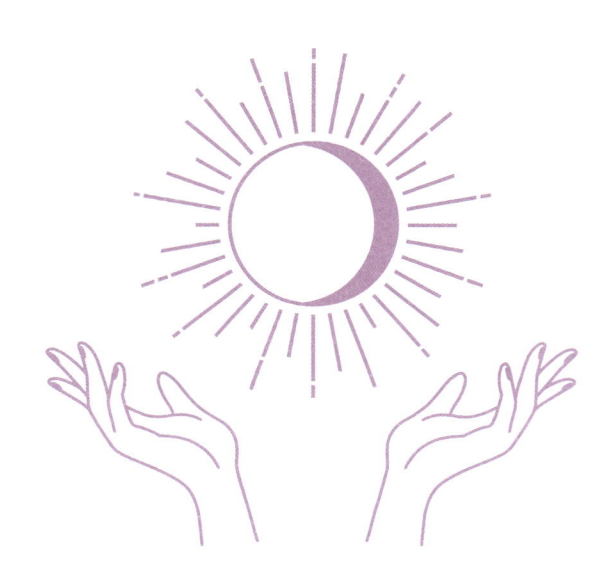

有时候，我们会觉得事情"糟糕透顶"。但实则它们都是精心设计的生命课程——每个经历都暗藏馈赠。我知道，每件"糟糕透顶的事"总有它背后的意义，最终它会变成很好的学习经验。有时还会让我的人生迈向更高的层次。

我相信一切最终都会圆满顺利，只是有时候你在困境中很难看清这一点。想一想你过去经历的"至暗时刻"，比如被解雇或经历破产。如今站在更高维度回望：如果没有经历那些，有哪些好事可能就不会发生了？

我听过无数次这样的话："是的，那对我来说是很糟糕的事情，但如果没有发生那件事，我可能就不会认识某某某……或者我也没有自己开公司……或者没有学会爱自己。"

请回想自己曾经的"至暗时刻",最终是否带来了好的结果?请描述这个"至暗时刻",或者你在经历那段时光后学到的东西。

**重要的不是发生在我们身上的事，
而是我们如何处理这件事。**

　　如果生活给你柠檬，你就拿它做柠檬水。如果柠檬坏了，那就把种子取出来种下，去培植新的柠檬，又或者你可以用它们做堆肥，作为肥料。

　　相信我们会以最适合的方式体验人生，也能真正享受生命中一切的馈赠——无论是好事，还是坏事。

　　你现在遇到的挑战，有哪些可以视为成长的机会？当你真心相信无论发生什么事都能使你进步，此时你的身边是否出现了某些变化，又是怎样的变化？

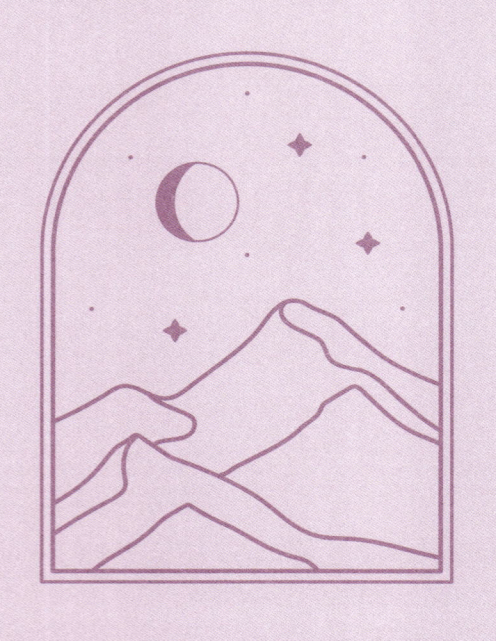

我能够从容应对命运安排的
所有际遇与考验。
我知道,
挑战就是助我成长的机会。

我乐于发挥创意，
与睿智而充满灵感的伙伴们，
携手为疗愈世界尽一份力。

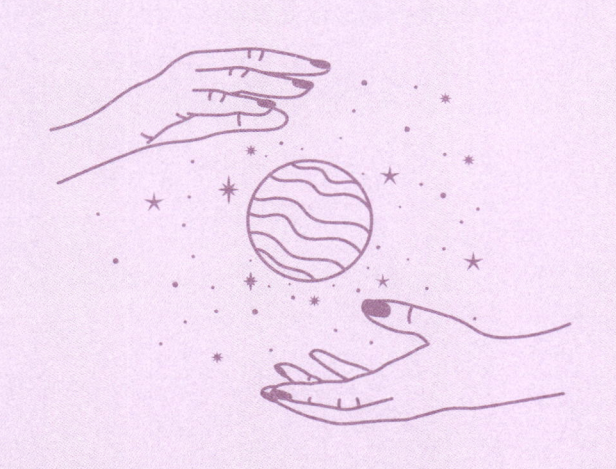

老板或管理企业的人与员工保持畅通的沟通非常重要，因为这能让他们安心且安全地表达对工作的感受。请你为员工提供整洁清爽的工作环境，杂乱无章的工作环境反映了员工的意识状态。当我们的心灵或思想在这样杂乱的环境中时，我们如何能高效及时地完成任务呢？

试着制定一份符合企业的经营理念的文案。当你允许其在企业的各个方面运作时，一切都会有目的地顺畅进行，最好的机会也会降临在你们身上。

请写下一份能传达出你心中所想的企业理念的文案。想象一下，在你负责的公司实践这个理念，或用它来改变你所在组织的文化。你所接触到的企业中，有多少体现了相同的价值观？

我看到许多企业开始改变。终有一天，企业将无法再依赖过去的竞争和冲突方式生存。我们终将意识到，资源是充足的，足以分享给每一个人。我们可以互相祝福和繁荣。所有企业现在就可以开始调整优先事项，为员工创造一个良好的环境，让他们能够充分表达自我，最终让企业的产品和服务从整体上造福地球。

　　人们希望从工作中获得的不仅仅是薪水，还有想要为世界做出贡献以此获得的满足感和成就感。未来，全人类造福地球的能力，将超越物质需求。

以下是我喜欢的关于人生目标的肯定语，或许对你有帮助。

**我值得拥有圆满的人生，
我在此刻接纳这一点。**

我的工作使我发挥出最大的潜力。

**我的才华受到青睐，
我的独特天赋得到了周围人的欣赏。**

**上天赋予我全方位的圆满权利，
我值得拥有成功。**

请试着写下属于你自己的关于人生目标的肯定语。

你还能想到其他方法来帮助你在追求目标时爱自己吗？请用你喜欢的任何方式，写下来、画出来，也可以做成拼图，或用其他的创意素材来呈现。

在你的生活中，是否有一些方面让你觉得很难做到爱自己？请写下来，然后尝试通过说肯定语或其他方法重新调整自己的想法，吸引爱与正能量。

我感激生命赐予的
每一份馈赠。
我值得拥有最好的，
并且现在接受最好的。

有时候，我们会拒绝为自己创造美好人生而付出任何努力，原因是我们认为自己不配拥有美好人生。这个不配得感，可能源自早期的成长经历。我们也许接受了他人的观点或意见，而这些并不是我们自己的真实情况。

请记住，"配与不配"和"你好不好"无关。真正阻碍我们的是，我们不愿接受生命中的美好。生命其实很简单：

我们的思维模式和感受，
创造了我们的经历。

我们对自己和生命的看法，决定了我们的现在。请记住，想法只是串联在一起的词语，它们本身没有任何意义，是我们赋予了它们意义。

当我们认同自己值得拥有美好，
我们就拥有了力量。

要了解自己是否值得拥有某样东西，可以通过说肯定语并留意你在说的过程中浮现出的想法。然后把这些想法写下来，因为写在纸上，它们会变得非常清晰。

经常有人来找我说："露易丝，肯定语没有效果。"这其实与肯定语本身无关，关键在于我们不相信自己配得上美好。也许我们曾接受过这样的信息，但我们有改变的力量。妨碍我们认为自己配得上美好、爱自己，及拥有美好事物的，是我们奉为真理的他人观点。

试试这样的肯定语："我释放潜意识中妨碍美好来临的过去模式，我值得享受生命的美好。"

你相信这是真的吗？你是否真的认为自己配得上这些美好？如果不相信，那这个想法是从哪里来的？你是否准备好做出改变？请现在尽可能详细地探索你对这个话题的感受。

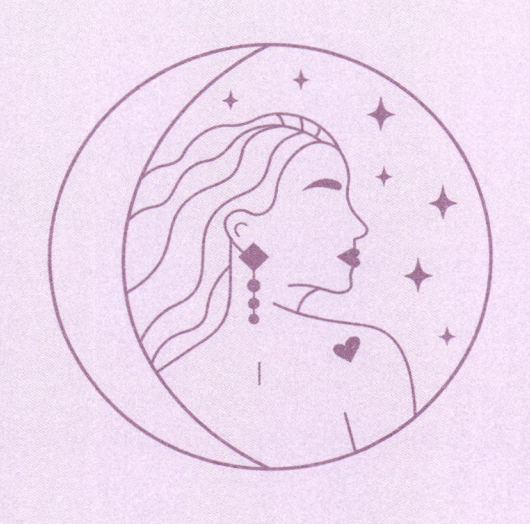

爱自己让我拥有
更多的能量，
让我更快地解决问题。
我的人生为爱而活。

每个人一生中都难免会经历愤怒的时刻。愤怒是一种真实的情感。当这种情绪不能向外表达或释放时，就会转化为内在的情绪，积压在身体里。这往往会让身体不适或演变为某种功能障碍。

我们通常会对相同的事情一再生气。当我们感到愤怒却认为自己无权利表达时，便会将其吞下，这会导致怨恨、痛苦或抑郁。因此，处理愤怒情绪是非常重要的。

处理愤怒的最佳方式是，直接与让你生气的人沟通，释放积压的情绪。你可以说："我对你很生气，因为……"

其次有效的宣泄方式是，与镜子中的自己交谈。当我们因种种原因无法与对方直接沟通时，这种方法尤其有用。关于具体操作，建议你依照下一页的说明来进行。

找一个让你感到安全且不被打扰的地方。凝视镜中自己的眼睛,看着眼前的自己,并想象那个伤害了你的人。回想让你觉得生气的那个瞬间,允许自己去感受此时出现在你身上的所有情绪。向对方明确说出你生气的原因,尽情宣泄你的情绪。你可以这样说:

我对你很生气,因为……

我觉得很受伤，因为你……

我觉得很害怕，因为你……

把所有的情绪都释放出来。如果想要做点儿什么来表达愤怒,就拿几个枕头用力捶打吧。不要害怕让愤怒自然宣泄出来,你已经压抑这些情绪太久了,不必感到愧疚或羞耻,你的情绪是付诸行动的想法,它们自有其意义。当把它们从内心和身体中释放出来时,你就为更多积极和充满爱的体验腾出了空间。

请写下在你宣泄后,发生了哪些事。

_____

_____

_____

_____

_____

_____

_____

_____

_____

_____

_____

在你宣泄完愤怒之后，请试着原谅那个人。原谅是让自己解脱的方法，因为最终受益的是你自己。如果你无法原谅某个人，那这个练习就变成了消极的肯定，无法给你带来疗愈。释放愤怒与一味重复过去的愤怒是截然不同的。你可以这样对自己说：

好，那件事已经结束了。

它已经是过去式了。

我不认同你的做法，但我理解，

那是你当时认知中最佳的做法。

到此为止吧。我要放开你，让你走。

你自由了，我也自由了。

这个练习你可能需要多做几次，才能真正感觉到自己已经释放了所有的愤怒。你也可以选择集中处理一个愤怒问题，或者多个愤怒问题。请按照适合你的方法来进行，请将结果记录在下方。

宽恕让我们打开了爱自己的心。

难以爱自己的人，往往都是不愿宽恕别人的人，因为不宽恕、不原谅就关闭了爱自己这扇门。当我们原谅并放下，不仅卸下了千斤重担，爱自己的大门也会打开。

若你无法爱自己，就可能陷入无法宽恕他人的状态。有些人心怀怨恨数十载，因他人的所为，让我们觉得恨之有理。我称之为"困在自以为是的怨恨牢笼"里。我们也许有理，但我们永远不会快乐。

你或许会反驳："你不知道那个人对我做了什么，那是绝对不可原谅的。"但拒绝宽恕，才是对自己最残忍的事。怨恨如同每天吞下一勺毒药，它会日积月累侵蚀着你。一味将自己禁锢在过去，就永远无法活出健康、活得自由。

你可以学习的最重要的精神课程，就是去理解：

每个人在当下都已竭尽所能。

人们只能根据自身的认知、觉察与理解行事。那些伤害他人的人，大多在自己的童年也曾受过伤，暴力程度越深，内心所受的伤就越重，长大后他们的攻击性就越强。这并不是说他们的行为是可以被接受或可以被原谅，而是为了你自己精神世界的成长，需要看见他们的痛苦。

你紧抓不放的那件事已经结束。或许已经结束很久了，放下它吧。

允许自己活得自由。

走出你为自己建造的心牢，踏入生命的阳光里。如若这件事还没有结束，不妨问问自己：为什么你如此轻视自己，以至于还要忍受这种情况？为什么你还待在这样的环境中？

你始终拥有选择：是困在痛苦中原地徘徊，还是选择宽恕过往、潇洒放手，然后轻装前行，去创造充满喜悦、幸福美满的人生。

**你可以自由地将你的生活变成你想要的样子，
因为你拥有选择的自由。**

写下你对这一切的感受。如果有你需要原谅的人，你准备好原谅他了吗？为什么准备原谅他？为什么还没有准备好原谅他？你打算怎么做？

我面前有无限的可能。
我值得拥有美好的人生。
我值得拥有健康。
我值得拥有喜悦和幸福。
我值得拥有自由——
成为任何我想成为的样子。

宽恕让我如释重负、
身心轻盈。
我原谅所有人，
包括我自己。

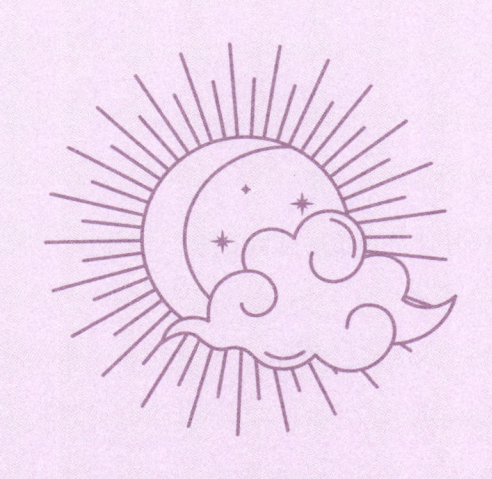

放一段轻柔的音乐——让你感到放松和平静的旋律——任由思绪飘远。回到过去，想想所有让你对自己感到生气的事情。在另一张纸上把它们写下来。也许你会发现，你从未原谅过自己，哪怕是小学一年级时尿裤子的糗事。你背负这样的重担竟然这么久了！

记住，有时候原谅别人比原谅自己更容易。我们常常对过去的事情感到羞愧和内疚，对自己苛求完美，总是严以律己，宽以待人。现在是时候改变这种心态了。原谅自己。把上一页写的清单拿出来，烧掉它。看着往日的重担随烟消散，感受那份释放，并为自己有勇气这样做而喝彩。

之后，带着你内心的孩子去户外尽情玩耍。去海滩、公园，或者到空地上，肆意奔跑。不是慢跑，是奔跑——像野马一样自由。可以翻个跟头，也可以沿街蹦跳欢笑。请尽情地笑！管它有没有人看到呢，这是为了你自己的自由！

回来写下这个过程带给你的感受，以及你现在的心情如何。

_____

_____

_____

_____

_____

冥想练习：放手

深吸一口气，呼气时，让所有紧绷感离开你的身体。让你的头皮、额头和脸庞放松，你不必紧绷也能做得很好；让你的舌头、喉咙和肩膀放松，你可以放松手臂和双手拿着这本书；让你的背部、腹部和骨盆也一起放松，让你的呼吸平衡下来；放松你的双腿和双脚。现在就这样做吧。

自从开始阅读上面这段话，你的身体是否有了很大的变化？注意你紧张感的程度如何。如果你的身体感到紧绷，那你的心绪也无法放松下来。

保持这样放松舒适的状态，对自己说：

我愿意放手，我释放并放下。

我释放所有的紧张，我释放所有的恐惧。

我释放所有的愤怒，我释放所有的愧疚。

我释放所有的悲伤，我放下过去的限制。

我放手了，我的内心感到平静。

我与自己和解，与生命的过程和解。

我是安全的。

重复这个练习两三次，去感受放手的轻松。每当有负面的想法浮现时，就重复这个练习。注意，可能需要你多加练习，才能让这套流程自然流畅。但当你先进入一个平静的状态时，这些肯定语就会轻松自然地扎根于你的内心，你会敞开心扉接纳肯定语。无须挣扎，也不需要觉得有压力或紧张。只需要放松，想着那些美好的念头。是的，就是这么简单。

我放下一切
可能以任何方式
阻碍美好来临的事物。
我支持自己，
做出对我有益的选择。

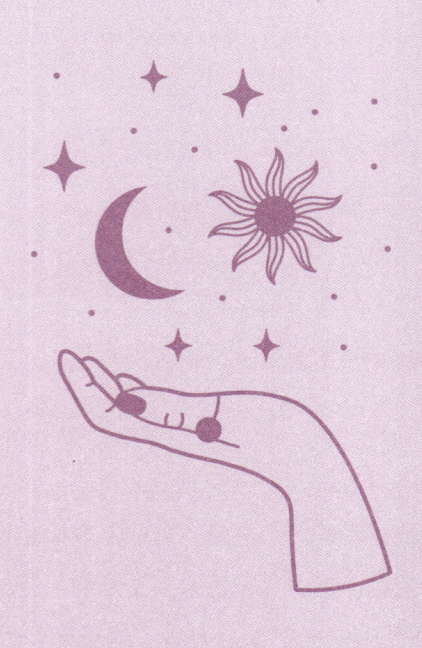

我意识到,
我就是自己快乐的源泉。

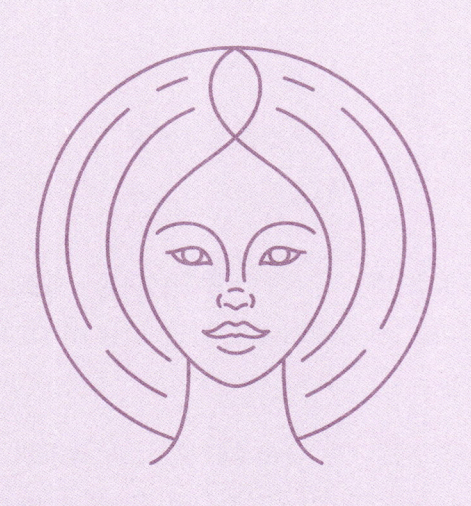

生命中有美好的人、地方和事物固然令人欣喜，但我们必须明白：这些外物无法"使我们快乐"。唯有自己，才是快乐的缔造者。只有我们自己的想法，才能让内心平静与喜悦。切勿将这份力量交予外界。

让自己快乐起来，所有的美好都会朝你涌来。

至此，我们已探索了你生命的诸多领域。我们发现了负面的模式和观念。我们放下了过去的包袱，让你感到更加自由和轻松。我们看到，善待自己的心灵和将负面转化为积极是多么重要。

现在你正敞开心扉，
准备迎接所有美好。

接下来的问题是：什么能让你感到快乐？现在不是讨论你不想要什么的时候，而是要明确知道，你希望真正出现在你生命中的是什么事物。

在接下来的页面中，写出你能想到的所有事物，涵盖你生活的各个方面。至少写出 50 项，为了自己请务必做到！

什么事能让我感到快乐？

请静静地坐着，将注意力转向内心。想象所有能给你带来快乐的时刻，让身体重新感受这份快乐。回想你曾经取得成功的时刻，以及那些你为之骄傲的时刻，哪怕是微不足道的。请细细地去体会这些感受，以及这份喜悦和自信。

现在，试着想象十年后的自己。你看见自己在做什么，成为怎样的人？容貌有何变化？内心的感受如何？你是否依然带着那份喜悦与自信？

再想象二十年后，你会看到什么？你是否充满活力、对生活充满兴趣？你身边是否有爱你的人陪伴？你是否在做让自己感到充实的事情？你为生活贡献了什么？

此刻，正是你描绘并创造未来的最佳时机。

你要尽力创造健康、光明、喜悦的未来。因为这是你的人生，你要活出自己的人生。

请尽可能详细地写出你所想象的未来，并坚信这一切终将实现。

在你描绘的未来蓝图中，是否包含恐惧、依赖和负面模式？当然没有！然而要彻底放下这些沉重包袱，避免将它们带入未来，并非易事。

若你发现某种行为模式或已成为依赖难以戒除，通常是因为潜意识里存在某种恐惧，让你觉得需要受到保护。请说这句肯定语："我愿释放内心的恐惧。"

你也许拥有钢铁般的意志力和自律，为开启你的新生活尝试了各种方法。也许你非常坚强，数月内，你能坚持抵抗回到过去的负面行为模式。一旦意志松懈，问题便卷土重来，因为你尚未解决那个通过不健康方式来满足内在的"需求"。你仅仅解决了表面症状。

请写下来，如何以一种更积极、更健康的方式来满足你对安全感的需要。然后对自己说这几句肯定语："我愿意放下对_____问题的需求。我愿意放下对这种保护的需求。我是安全的。"

_____

_____

_____

_____

我把自由当一份礼物
送给自己，
我带着喜悦走进当下。

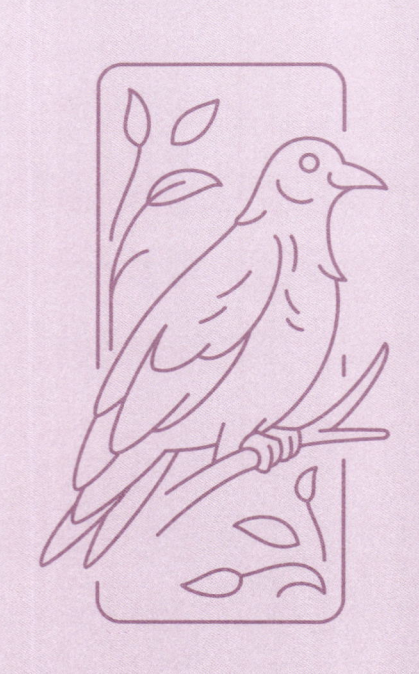

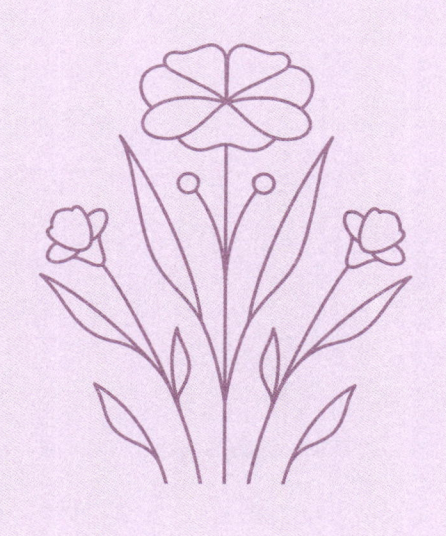

我是独一无二的存在。

我爱我自己。

冥想练习：爱自己的每一个部分

　　我希望你回到你五岁的时候，尽可能清晰地看到那个五岁的自己。张开双臂，对他说："我是你的未来，我来是为了爱你。"拥抱这个孩子，把他带到现在。现在，你们一起站在镜子前，用爱的目光彼此凝视。

　　你会发现有些部分不见了。再回到过去，回到你刚出生的那一刻。你身上湿漉漉的，被冰冷的空气拂过。你刚刚经历了一段艰难的旅程。灯光很刺眼，脐带还未剪断，你感到害怕。但你已经来到这个世界，准备开始人生之旅。请爱那个刚出生的小婴儿。

　　现在，回到你刚学会走路的时候。你站起来摔倒，再站起来再摔倒。突然，你迈出了第一步，然后是第二步，第三步……你为自己感到骄傲。请爱那个蹒跚学步的孩子。

　　再继续，来到你上学的第一天。你不想离开妈妈，但你勇敢地跨过通往人生新阶段的门槛，你尽全力去适应这个新环境。请爱那个小小的孩子。

　　接下来，你十岁了。记得当时发生的一切，或许是美好的，或许是可怕的。但你在努力地成长。请爱那个十岁的孩子。

　　然后，来到你刚进入青春期的时候。那可能是令人兴奋的，因为你终于长大了；也可能是让人害怕的，因为要面对来自很多同龄人的压力，要表现得体，要说对的话。你已经尽力去应对了。请爱那个青春期的孩子。

现在，你已经高中毕业了。你比父母懂得更多，准备按照自己的方式开始人生旅程。你既勇敢又害怕，情感交织在一起。请爱那个刚成年的自己。

接下来，回想你第一天上班。领到第一份薪水，你感到无比骄傲。你希望好好表现，面对浩瀚新知，已竭尽所能。请爱那个奋斗中的你。

想一想你人生中的另一个重要时刻。比如结婚、成为父母、拥有一个新家。这些或许是糟糕透顶，又或许是美妙的体验。无论如何，你都应对了这一切，你全力以赴度过了那段日子。请爱曾经历过这一切的你。

把你所有这些不同阶段的自己都带到现在，站在镜子前，带着爱去看每一个曾经的自己。此时，又有一个新的部分向你走来，你的未来站在这里，张开双臂，说："我来是为了爱你。"一切正是如此美好地发生着。

请写下这次冥想练习带给你的感悟。

_____

_____

_____

_____

_____

在我们即将完成所有的练习时，请思考一下，在未来的日子里，你希望自己遵循怎样的信念，什么样的信念能帮助你去爱自己。请建立一套在各方面都支持你的信念体系。以下是我的信念：

我始终是安全的，我受到上天的保护。

我需要知道的一切，都会揭露给我知道。

我所需要的一切，都会在最完美的时间节点到来。

生命充满了喜悦和爱。

我充满爱，也被爱包围。

我充满活力，身体健康。

无论走到哪里，我都能一切顺利，取得成功。

我愿意改变，让自己成长。

在我的世界里，一切安好。

请写下属于你自己的信念。

开始肯定这些信念，并相信它们对你来说是真的。它们将会带领你前往你想去的地方。为自己创造一套行之有效的准则，也是爱自己的一部分。尽可能多地练习无条件地爱自己，因为这将极大地改变你的人生。尽你所能去让自己快乐，把更多的喜悦注入你的生活。事实正是如此。

以下是帮助你学习如何爱自己的"12 条法则",都在本书中出现过:

1. 停止一切自我批评。

2. 原谅自己。

3. 停止再吓自己。

4. 对自己温柔、友善、有耐心。

5. 善待你的想法。

6. 赞美自己。

7. 支持自己。

8. 要善待自己的失败经历。

9. 照顾好自己的身体。

10. 做镜子练习。

11. 爱自己,现在就开始。

12. 尽情享受生活。

把这份清单贴在你随时能看到的地方,时刻提醒自己。

给予自己应得的爱与鼓励。